DE LA

PREMIÈRE DENTITION

ET

DU ROLE DE LA MÈRE

AU POINT DE VUE PHYSIQUE ET MORAL

PAR

F. GAULTRON DE LA BATE,

Docteur en médecine de la Faculté de Paris, membre de la Société
de médecine de Poitiers, lauréat de l'école de médecine
de la même ville, etc., etc.

> L'enfant est la joie du foyer et
> l'avenir de la patrie.

———— ·>•c· ————

POITIERS

TYPOGRAPHIE DE HENRI OUDIN,

RUE DE L'ÉPERON, 4

1868

DE LA

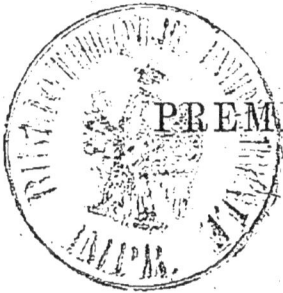

PREMIÈRE DENTITION.

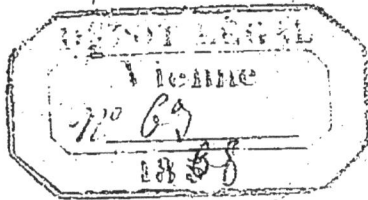

DE LA

PREMIÈRE DENTITION

ET

DU ROLE DE LA MÈRE

AU POINT DE VUE PHYSIQUE ET MORAL

PAR

F. GAULTRON DE LA BATE,

Docteur en médecine de la Faculté de Paris, membre de la Société de médecine de Poitiers, lauréat de l'école de médecine de la même ville, etc., etc.

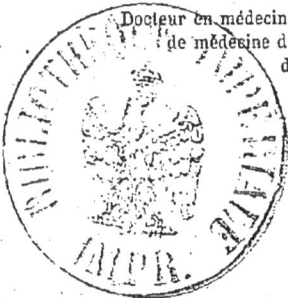

L'enfant est la joie du foyer et l'avenir de la patrie.

><<

POITIERS

TYPOGRAPHIE DE HENRI OUDIN,

RUE DE L'ÉPERON, 4

1868

Sed et lamiœ nudaverunt mammam, lacta-
verunt catulos suos : filia populi mei crudelis
quasi struthio in deserto.

(*Lamentations de* JÉRÉMIE, ch. IV, v. 3.)

Les bêtes féroces ont mis à nu leurs
mamelles pour allaiter leurs petits; mais
la fille de mon peuple est cruelle, car, semblable à l'autruche, elle confie ses enfants
à des mains étrangères.

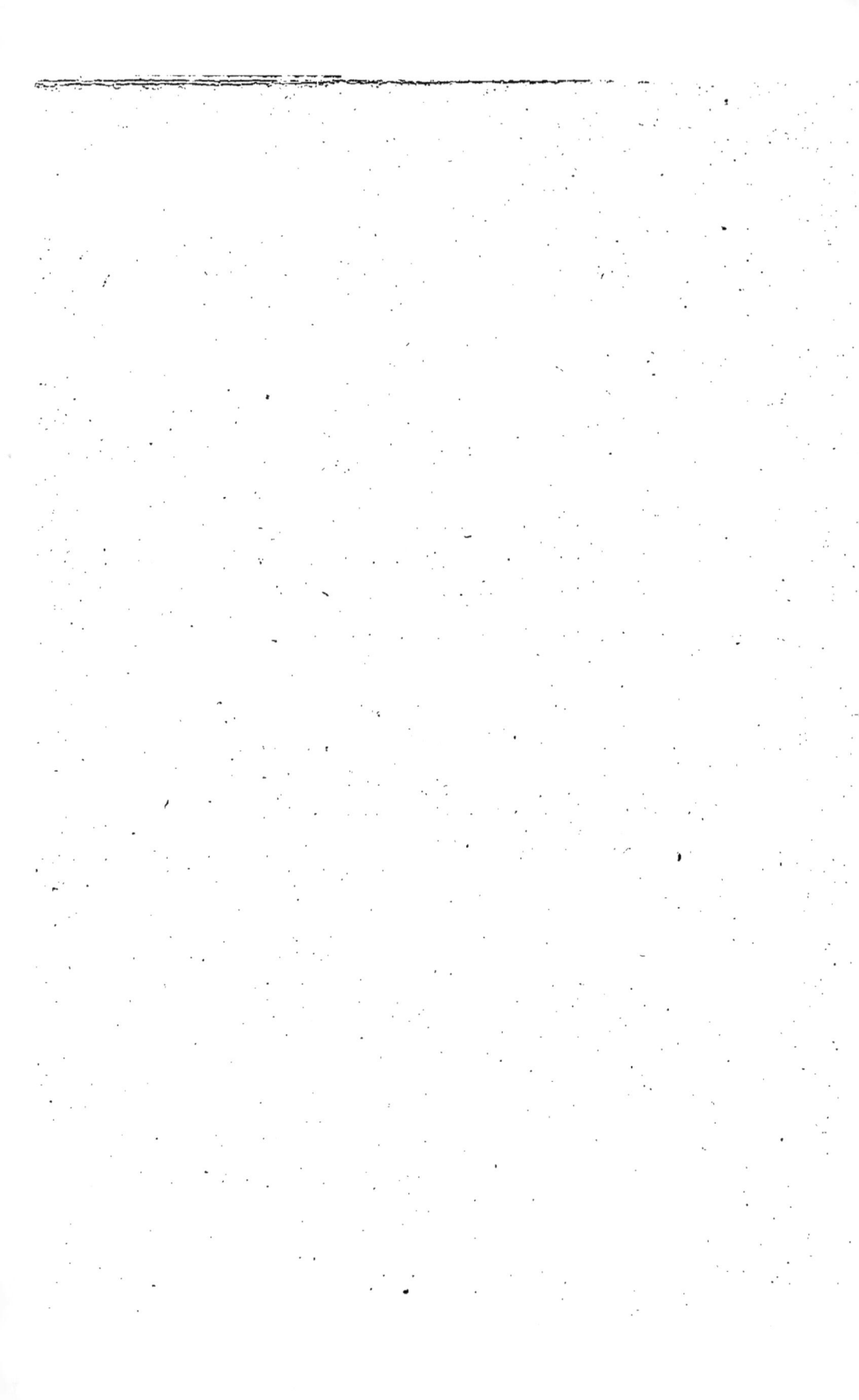

A MESSIEURS LES MEMBRES

DE LA SOCIÉTÉ DE MÉDECINE DE POITIERS.

MESSIEURS ,

Avant de livrer ce petit travail à la publicité, j'ai voulu vous le soumettre et solliciter l'honneur d'être admis parmi vous.

Je le dédie à mes premiers maîtres en médecine et en chirurgie, dont je n'oublierai jamais les excellentes leçons et l'excessive bienveillance. L'amitié

des uns, l'impartialité et l'honora-
bilité de tous, sont pour moi les sûrs
garants de la franchise avec laquelle
ils me feront connaître les imperfec-
tions que cet écrit pourrait contenir.

Aujourd'hui, Messieurs, tout tend à
éloigner la femme du foyer domesti-
que, et, par suite, à l'affranchir des
devoirs que son rôle de mère lui
impose.

En traitant de la première dentition,
me sera-t-il permis de lui rappeler la
belle mission qu'elle doit remplir ?
Pourrai-je lui donner quelques conseils d'hygiène qui, mis en pratique,
seront utiles à elle et à son enfant ?

Tel est, Messieurs, le but que je
me suis proposé d'atteindre. Aurai-je
réussi? je l'espère; en tout cas, j'ai
la satisfaction d'un devoir accompli.

Dr G. DE LA BATE.

Poitiers, le 22 janvier 1868.

DE LA

PREMIÈRE DENTITION

ET

DU ROLE DE LA MÈRE

AU POINT DE VUE PHYSIQUE ET MORAL.

———●◦●———

De même que l'avenir moral de l'homme
dépend du premier pas qu'il fait dans le
monde, de même l'avenir physique de
l'enfant dépend du milieu dans lequel il
a passé ses premières années.

S'occuper de la première dentition des
enfants, donner les moyens de la rendre
moins laborieuse, c'est rendre à l'humanité
un véritable service, puisqu'il résulte des
calculs faits sur la probabilité de la vie

1

humaine que le tiers des enfants qui naissent à une époque donnée meurt avant d'a-
voir atteint l'âge de vingt-trois mois.

Avant de commencer la description des
phénomènes pathologiques qui accompagnent la première dentition, je suis obligé
d'entrer dans quelques détails anatomiques
qui ont trait à la production des dents. Ces
détails, qui sont tirés des travaux de MM. Magitot, Ch. Robin et Nathalis Guillot, pourront paraître superflus aux mères de famille,
pour lesquelles surtout je fais ce petit
travail, mais me sont indispensables pour la
clarté du sujet que je traite.

M. Nathalis Guillot interprète la formation des dents de la manière suivante :

L'étude des mâchoires des embryons
m'a fait connaître l'existence d'une portion
organique dont la durée est limitée, dont
l'usage est temporaire : c'est au milieu

d'elle que naissent les premières traces des dents ; elle en protége l'accroissement. Organe protecteur et créateur, cette partie s'efface et disparaît dès que ce double but est accompli.

On peut suivre les phases que parcourt cette portion organique depuis les premiers moments de la formation des dents jusqu'à l'époque où les mâchoires sont complètes. C'est autour d'elle que les os se développent, en même temps que les dents naissent dans son épaisseur.

Par la transformation des molécules dont elle est composée, elle produit successivement l'ivoire, l'émail et le cément. La position qu'elle occupe dans chaque mâchoire n'est jamais variable ; elle s'élève depuis le fond des gouttières alvéolaires jusqu'au-dessous de la membrane muqueuse qui la recouvre.

Avant de suivre plus loin Nathalis Guillot dans la description de la formation des dents, je crois devoir donner aux person- -nes pour lesquelles j'écris des explications sur certains mots qu'elles sont censées ignorer.

Et d'abord on donne le nom d'ivoire ou dentine à la substance la plus considérable de la dent; elle en forme la partie interne, la couronne et la racine entière. L'émail se moule exactement sur la couronne, et le cément sur la racine. L'ivoire est donc en- tièrement recouvert et ne se montre nulle part à l'extérieur. On avait admis, ce- pendant, qu'il se trouvait à découvert au collet de la dent; mais des recherches mo- dernes ont établi qu'en cet endroit le cé- ment se prolongeait de quelques millimè- tres sur le bord de l'émail. L'ivoire se moule par sa face interne sur la pulpe, de

telle sorte que la pulpe présente, au volume près, la même figure que la dent à
l'extérieur. Qu'est-ce donc que la pulpe
dentaire ?

La pulpe dentaire n'est autre chose que
la papille dentaire du fœtus ; en d'autres
termes, le germe de la dent. C'est cette
portion de la dent qui en occupe le centre ;
c'est la partie sensible de l'organe, c'est
elle qui est destinée à en assurer l'accroissement au détriment de sa propre substance, de telle sorte que son volume est en
raison inverse de celui de la dent.

L'émail est une substance d'un blanc
laiteux, présentant des nuances variées
cependant chez les différents sujets : bleu
chez les bruns et un peu jaune chez les
blonds. Il est rugueux à sa face interne qui
s'applique intimement à la face externe de
la dentine ou ivoire, creusée à cet effet de

petites dépressions. Quant à la face externe
de l'émail, elle est également rugueuse et
s'applique aussi à la face interne d'une petite
membrane très-mince à laquelle Kölliker
a donné le nom de cuticule de l'émail,
qui serait, suivant cet anatomiste, inat-
taquable par tous les acides buccaux, et
offrirait ainsi un excellent moyen de pro-
tection à la dent.

Le cément qui recouvre la racine ne
diffère pas du tissu osseux ; il commence à
quelques millimètres au-dessus du collet
de la dent par une couche très-mince qui
va en augmentant d'épaisseur jusqu'à l'extrémité de la racine. Suivant M. le docteur Magitot, il se développe en même
temps que les racines qu'il recouvre, et
présente un accroissement de volume
continu dont l'épaisseur est même assez
considérable dans la vieillesse pour main-

tenir dans leurs alvéoles les dents des vieillards, dont la pulpe est entièrement atrophiée.

Ceci dit, je reprends Nathalis Guillot.

L'apparence que présente cette portion organique est changeante suivant l'âge : elle est d'abord composée de molécules ou cellules irrégulières et nucléolées ; c'est le moment où l'ivoire et l'émail commencent à être formés, quoique non solides ; elle devient ensuite fibreuse par l'allongement des molécules à l'époque où elle donne naissance au sac dentaire et au cément.

Ces indices primordiaux des dents ressemblent à de petites sphères formées par une multitude de molécules ou cellules. Ceux que l'on découvre le plus aisément appartiennent à la première dentition ; vers le troisième ou quatrième mois de la vie fœtale, on aperçoit sans difficulté

chez l'homme le germe de la seconde
dentition. Aucune enveloppe ou sac ne
limite ces sphéroïdes dans cet état primitif.

Trois divisions ou fractionnements se
produisent dans l'intérieur de ces sphéroïdes avant qu'ils soient solidifiés.

L'une est centrale, elle deviendra la
partie productrice de l'ivoire ; la seconde
donnera naissance à l'émail. La division
la plus antérieure est celle où, en dernier
lieu, le sac dentaire sera formé : c'est elle
qui produit le cément. Cette création du
sac dentaire n'est due en réalité qu'à la
transformation de la partie génératrice des
dents en une substance fibreuse, transformation dont on suit tous les progrès jusqu'au moment où cette partie devient tout
à fait semblable au périoste.

Ces détails sont communs aux dents de la
première dentition et aux dents de la seconde.

Tel est, suivant Nathalis Guillot, le mode de formation des dents. MM. Robin et Magitot sont entrés dans des détails anatomiques plus complets; mais nous ne suivrons pas ces habiles anatomistes, ne voulant pas dépasser plus longtemps le but que nous nous sommes proposé d'atteindre.

Le follicule dentaire ainsi formé, reste à dire l'ordre dans lequel il apparaît dans les mâchoires des embryons. Cet ordre est exactement le même que celui dans lequel se fera la première dentition : d'abord les follicules des dents des incisives médianes inférieures, un peu plus tard ceux des incisives correspondantes supérieures, puis les incisives latérales, les petites molaires, les canines, et enfin les grosses molaires caduques.

Les follicules qui devront donner naissance aux premières grosses molaires per

1*

manentes, celles qui poussent à six ou
sept ans, se développent encore pendant la
vie intra-utérine ; mais les follicules des
dents qui doivent constituer la seconde
dentition n'apparaissent qu'au moment de
la naissance de l'enfant.

Le crâne d'un embryon de huit ou neuf
mois présente donc une double rangée de
follicules. La première rangée est consti-
tuée par les follicules des dents de lait, et
la seconde par les follicules des dents permanentes.

Le follicule qui doit former la première
dentition se gonfle le premier ; la vésicule dentaire excrète une matière calcaire
qui encroûte la surface et envahit le follicule par lequel est sécrétée la partie os-
seuse. De telle sorte que, le petit os étant
achevé, la vésicule membraneuse dans laquelle se ramifient les vaisseaux et les

nerfs, la pulpe, se trouve en occuper la partie centrale.

Là se bornent les détails anatomiques que je n'ai pas cru devoir omettre.

Je vais maintenant rentrer, pour n'en plus sortir, dans le cadre que je m'étais tracé : c'est-à-dire que je vais traiter la question pratique, mise à la portée de tous.

On ne saurait dire que l'ordre dans lequel apparaissent les dents est immuable ; cependant il résulte des observations qu'on a pu faire qu'il suit à peu près celui-ci :

C'est vers le sixième ou septième mois après la naissance que commence la première dentition par la sortie des deux incisives médianes inférieures, suivie de la sortie des quatre incisives supérieures. Ces six dents constituent le premier groupe de Trousseau; ce groupe est complet environ à onze mois.

Le second groupe se compose des quatre premières molaires et des deux incisives latérales inférieures qui sortent vers le dix-septième mois.

Le troisième groupe se compose des canines au nombre de quatre, qui ne poussent que du vingtième au vingt-quatrième mois.

Enfin le quatrième et dernier groupe, composé des quatre dernières grosses molaires, se termine vers l'âge de trente mois.

En tout vingt dents.

Les quatre grosses molaires dont je viens de parler tombent et sont remplacées à la seconde dentition par les secondes petites molaires permanentes.

Trousseau a fait remarquer qu'entre la sortie de deux groupes il y avait presque toujours un temps d'arrêt qui permettait à l'enfant de réparer les forces que lui avait fait perdre la sortie des dents du groupe précédent.

Ainsi que je l'ai dit plus haut, cet ordre est loin d'être constant. On sait que Louis XIV naquit avec deux dents. Holler cite dix-neuf exemples semblables. Polly-dore Virgile rapporte qu'un enfant avait six dents en venant au monde.

D'un autre côté, la première éruption des dents n'a lieu qu'à dix, douze, quatorze et même dix-neuf mois, comme Van Swieten en rapporte un exemple. MM. Rillet et Barthez citent, dans leur Traité clinique des maladies des enfants, le cas d'un enfant qui n'eut sa première dent qu'à vingt-deux mois. Mon ami le docteur Chedevergne m'a montré un enfant qui n'avait pas une seule dent à 16 mois.

Quelle peut donc être la cause de ces dentitions précoces ou tardives ? Certains auteurs veulent qu'on la cherche dans la

prédisposition constitutionnelle du sujet.
Ainsi l'évolution dentaire est toujours modifiée par le rachitisme. Quand cette maladie se développe avant l'âge de six ou sept mois, époque de la sortie des premières dents, leur sortie est considérablement retardée. Quand au contraire cette terrible maladie se déclare dans le cours de la dentition, ce travail s'arrête et ne reparaît qu'après la guérison du rachitisme.

D'autres observateurs ont remarqué que les enfants prédisposés aux scrofules avaient une dentition hâtive. Cette remarque a besoin d'être vérifiée d'une manière plus complète qu'elle ne l'a été jusqu'alors.

Quelquefois les incisives supérieures naissent avant les inférieures, toutes les molaires avant les canines : en somme, on peut dire de la dentition ce que l'on peut dire de tous les actes de l'économie vivante :

c'est qu'elle est souvent instable. Cependant, malgré cette irrégularité, qui n'est qu'une exception, et qui ne saurait détruire la règle, on peut s'en rapporter à l'ordre indiqué par le professeur Trousseau.

J'arrive aux phénomènes morbides qui accompagnent la première dentition, et je vais jeter un coup d'œil rapide sur l'historique de ces maladies.

Malgré les nombreux travaux qui ont été entrepris sur les accidents de la première dentition, ce sujet est encore plein de confusion.

Hippocrate, Aétius et plus tard Sydenham, et surtout Harris, insistèrent beaucoup sur les troubles de la dentition, qui jettent quelquefois les enfants dans un état fort grave. Après eux, un grand nombre d'auteurs, Hunter en particulier, n'ont pas dédaigné cette branche de la médecine qui

intéresse à si juste titre la société tout
entière. De nos jours , Trousseau, Nathalis
Guillot, Prudhomme , Magitot et bien d'autres ont enrichi la science des fruits de
leur précieuse expérience.

Parmi les auteurs qui se sont occupés de
cet intéressant sujet, les uns veulent qu'on
attribue toutes les maladies de la première
enfance à l'évolution dentaire ; les autres
ne pensent pas que la dentition puisse par
elle-même déterminer des accidents graves.

Ces deux doctrines sont exagérées.

Guersant l'a dit avec raison : la dentition
n'est pas plus une maladie que la puberté ;
mais néanmoins cette époque très-remar-
quable de l'ossification est souvent critique
pour l'enfant, comme le sont, dans un âge
plus avancé, les époques de la menstrua-
tion, de l'accouchement, de la cessation des
règles.

En somme, vouloir attribuer toutes les maladies de l'enfance au travail dentaire, ce serait commettre une erreur très-grave; mais refuser à cette crise une influence fâcheuse sur la santé de quelques enfants, ce serait faire preuve d'une grande inexpérience. Je dis de quelques enfants, car fort heureusement il en est chez lesquels on ne s'aperçoit de la sortie d'une dent que par l'examen de la gencive; malheureusement aussi c'est le plus petit nombre.

Contrairement à la marche suivie généralement, je décrirai les phénomènes morbides de la dentition avant de rechercher leurs causes, rapprochant celles-ci du traitement que j'ai l'intention d'instituer.

En effet, ces causes étant presque toutes le résultat de mauvaises conditions hygiéniques, l'hygiène de la première enfance devra donc, suivant moi, occuper la pre-

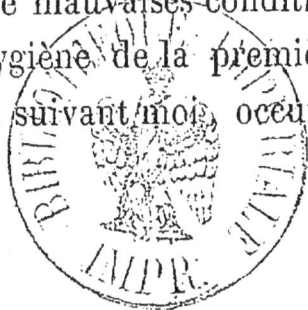

mière place dans la thérapeutique de la dentition.

Les accidents causés par la sortie des dents sont locaux et généraux ou sympathiques.

Les accidents locaux sont un gonflement et une rougeur plus ou moins considérables de la gencive correspondant à la dent qui va paraître; de la douleur manifestée par les cris du petit malade, qui pleure à chaque instant et par accès. Ces cris ont un caractère particulier : ils sont généralement très-aigus, et indiquent plutôt un agacement qu'une véritable douleur. La salivation est très-active, la bouche est béante, les lèvres sont rougies plutôt par la salive devenue acide et qui coule sans cesse de la bouche, que par une inflammation de voisinage. Les enfants portent souvent leurs doigts sur les gencives, ils les mâchouillent, et cette espèce de contraction involontaire dont les nourrices ont souvent à se plaindre arrache des cris à l'enfant, qui quitte brusquement le sein qu'il venait de prendre.

La fièvre est presque toujours continue ; elle est cause et effet ; je m'explique :

Effet, en ce sens, et on le comprendra sans peine, qu'une inflammation buccale comme celle que produit une dentition laborieuse ne peut s'effectuer sans amener chez ces petits êtres un mouvement fébrile plus ou moins intense. Cause, parce que, pour moi, je suis convaincu que les aphtes, le muguet, les stomatites de toutes sortes qu'on observe dans la bouche des enfants, sont tous causés par un accès d'acidité du milieu buccal. Or, que se passe-t-il dans la fièvre? Surtout une accélération de la respiration qui a pour but de faire res-

pirer à l'enfant, dans un moment donné,
une plus grande quantité d'oxygène, dont
la conséquence est l'acidité de la salive.
Certes je ne voudrais pas être trop absolu
et ne reconnaître d'autres causes pour
expliquer les maladies que je viens de citer ;
mais ce que je puis affirmer, c'est qu'elles
n'apparaissent jamais sans qu'on puisse
constater, à l'aide du papier de tourne-
sol, l'acidité de la salive qui doit être
normalement alcaline.

Je reviendrai sur cet excès d'acidité à propos du traitement ; mais auparavant, sans
décrire ces différentes lésions d'une manière
aussi complète qu'elles le comporteraient,
je vais donner une description succincte des
principales d'entre elles.

Et d'abord le nom de stomatite sert à
désigner toutes les inflammations de la
membrane muqueuse de la bouche. Il y a

une stomatite simple ; une stomatite aphteuse , aphte ; une stomatite crémeuse ou pultacée, muguet ; une stomatite pseudo-membraneuse ou couenneuse, et une sto-matite gangréneuse.

Je ne décrirai seulement que l'aphte et le muguet.

On donne le nom d'aphte (ἄφθα, ἄφθαι, ἄφθειν , brûler) à une éruption vésico-pus-tuleuse siégeant sur la muqueuse buc-cale, et parfois sur les autres parties de la muqueuse digestive. Cette affection s'accom-pagne de gêne de chaleur à la bouche, suivie d'une vive cuisson dès que l'ulcération apparaît. Celle-ci devient très-doulou-reuse, ce qui explique la difficulté de la succion chez les enfants dont la bouche est béante, et le siége d'une chaleur âcre, irritante, qui peut déterminer quelquefois au mamelon de la nourrice, de la rougeur

et même des excoriations. Les sécrétions
buccales sont augmentées, mais une abon-
dante salivation est un symptôme excep-
tionnel. Suivant M. Rillet, l'aphte est toujours accompagné d'une gingivite assez
intense, qui est surtout marquée au niveau
des gencives antérieures, dont la membrane muqueuse devient rouge, luisante,
humide, boursouflée, quelquefois sai-
gnante.

L'aphte s'accompagne rarement de phénomènes généraux graves. Billard, la plu-
part du temps, n'a pas constaté de fièvre.
Parfois, pourtant, les enfants sont mal à
leur aise, irritables, ils ont les yeux battus,
la langue blanche, un peu de dyspepsie et
de la soif. On observe assez fréquemment
aussi des régurgitations et des éructations
qui répandent une odeur acide. Tous ces
symptômes ne tardent pas à se dissiper, et

l'aphte se cicatrise rapidement [1]. — Le
muguet ou blanchet est caractérisé par la
présence de petites concrétions offrant
l'aspect de grains d'abord transparents,
mais bientôt d'un blanc mat, développés à
la surface des membranes muqueuses, et
principalement de la membrane muqueuse
buccale, apparaissant le plus ordinairement d'abord sur la langue, à son extrémité, sur ses bords, d'autres fois à la face
interne de la commissure des lèvres, à la
face interne des joues. C'est donc surtout
une affection de la membrane muqueuse
buccale.

Avant les recherches de M. Robin, on
pensait que le muguet était constitué par
de la fibrine déposée en très-petites lamelles
sur la membrane muqueuse enflammée, et

1. *Dictionnaire* de Jaccoud, article *aphte.*

qu'on avait à combattre une affection couenneuse. Le microscope est venu démontrer d'une manière indéniable que l'élément caractéristique du muguet était une mucidinée (*l'oïdium albicans*). Mais, pour que cette mucidinée se développe, il lui faut un milieu spécial, un milieu acide.

Tels sont les principaux accidents locaux de la dentition. Je vais maintenant décrire les accidents généraux ou sympathiques.

Ceux-ci sont autrement graves que les premiers, en ce sens qu'on agit d'une manière moins directe sur eux.

Les accidents sympathiques de la dentition sont l'assoupissement, les convulsions, la chorée ou danse de Saint-Guy, la toux nerveuse, le strabisme, l'amaurose, la chute des paupières, certaines maladies de peau qu'on appelle feux de dents ou strophulus, l'inflammation légère des conjonctives, la

diarrhée nerveuse, et l'inflammation aiguë
ou chronique de l'intestin avec ou sans
anémie.

Je ne veux pas donner une description de
tous ces accidents : ce serait faire un travail
trop considérable et qui ne répondrait pas
au rôle que je lui destine.

En effet, je ne veux pas, en décrivant ces
maladies, engager les mères de famille à
soigner elles-mêmes leurs enfants ; la
responsabilité qu'elles prendraient serait
immense, et, loin de leur être utile, j'aurais
contribué à jeter la désolation dans plus
d'une famille. Ce que je veux, c'est leur
faire connaître ces maladies qui sont sous
la dépendance médiate ou immédiate du
travail de la dentition, leur donner certains
conseils, leur faire connaître certaines règles
pour qu'elles puissent prévenir ces accidents.
Mais si, malgré tout, le mal se déclarait,

1**

qu'elles ne tardent pas et que le médecin soit appelé au plus tôt.

De tous les accidents généraux de la dentition, le plus commun et certainement un des plus graves est la diarrhée, due sans aucun doute à la sympathie qui existe entre les différentes parties de l'appareil digestif.

Il est des enfants qui, chaque fois qu'ils percent une dent, sont pris de diarrhée, de telle sorte que, lorsque la dentition se fait ou trop rapidement ou confusément, le dévoiement devient continuel et finit par épuiser les petits malades.

Il existe dans le monde un préjugé partagé encore de nos jours par certains praticiens, et qui consiste à respecter cette diarrhée. Si ce flux diarrhéique ne dure que quatre ou cinq jours, s'il est peu abondant, si enfin l'enfant ne subit pas l'influence d'une mauvaise constitution

saisonnière, la phlegmasie catarrhale dont
cette diarrhée est l'expression ne doit pas
nous occuper ; elle cède d'elle-même et ne
laisse aucune trace après elle. Mais, si elle
se prolonge, la membrane muqueuse du
gros intestin s'enflamme , s'ulcère superfi-
ciellement, et la phlegmasie, reportée à
l'état aigu lors de l'éruption de chaque
nouvelle dent , finit par devenir chronique
et peut conduire les enfants au marasme et
à la mort [1]. Il ne faut donc jamais rester
calme en présence de la diarrhée des enfants travaillés par la dentition ; mais il est
un cas dans lequel on doit agir avec beaucoup de prudence dans l'emploi des
moyens anti-diarrhéiques ; ce cas est le suivant : pendant le cours de la dentition , un
enfant a un catarrhe pulmonaire ou une

1. Trousseau, *Clinique de l'Hôtel-Dieu.*

coqueluche, et en même temps de la diarrhée.
Si l'on vient à supprimer brusquement la
supersécrétion intestinale, la phlegmasie
pulmonaire prendra assez souvent un sur-
croît proportionnel d'intensité, et les malades pourront mourir évidemment par suite
de l'imprudente médication qui aura été
tentée [1]. Dans ce cas seulement, je le
répète, on peut respecter ce flux et n'em-
ployer que les moyens propres à le modérer,
mais non capables de l'arrêter brusquement.
C'est surtout après un sevrage prématuré
que ces diarrhées sont à craindre. Quand
l'enfant tette, il suffit de lui donner le sein
pour toute nourriture ; pour rétablir ses
fonctions digestives, quelques préparations
d'eau de chaux, de bismuth, sont à peine
nécessaires. Mais, quand il est sevré, on se
trouve dans cette triste alternative, ou de le

1. Trousseau, *Clinique de l'Hôtel-Dieu.*

mettre à la diète, ce qui le jette dans un très-grand état de faiblesse, ou de lui donner quelques aliments qui chaque jour feront naître une indigestion qui, répétée, finira par amener ces entérites si rebelles à tous les traitements.

Que les mères de famille aient donc toujours présent à l'esprit ce précepte de Trousseau qui veut qu'on ne sèvre jamais les enfants avant la fin du quatrième groupe de dents, c'est-à-dire avant la sortie des canines. Qu'elles ne croient pas cependant qu'il faille exclusivement donner le sein à l'enfant jusqu'à cette époque, elles tomberaient dans une exagération qui serait préjudiciable à elles et à leurs enfants. Dès l'âge de quatre ou cinq mois, on a dû commencer à donner à l'enfant l'allaitement mixte, quelques cuillerées d'une bouillie claire le matin et autant le soir.

Je sais bien que quelques praticiens blâment l'usage de ces bouillies, et Saucerotte, dans une sorte d'invective véhémente, s'exprime ainsi :

« C'est un abus malheureusement trop
« accrédité de donner aux enfants de la
« bouillie ; ce sont, à coup sûr, des nour-
« rices mercenaires qui ont inventé ou du
« moins qui perpétuent l'usage de cette
« colle indigeste, parce que l'estomac de ces
« malheureux petits êtres une fois gorgé,
« ils ont moins besoin du sein. Ces mères
« empruntées prétendent faussement aussi
« que la bouillie apaise les tranchées. Ce
« qui peut les fortifier dans ce préjugé, c'est
« que l'estomac de leurs nourrissons étant
« rempli de ces mets épais et indigestes,
« ils sont engourdis jusqu'à la digestion
« imparfaite de ce mauvais aliment ; mais,
« lorsque cette espèce de stupeur est passée,

« ils annoncent par leurs cris le vice de
« leur digestion. »

Je le répète, il y a autant d'exagération à
donner une trop forte nourriture à l'enfant
qu'à vouloir le nourrir exclusivement de
lait.

Il existe un autre accident de la dentition
moins fréquent que la diarrhée, mais non
moins grave : ce sont les convulsions.

Je dois à mon excellent ami le docteur
Chedevergne une observation aussi complète que possible sur ce sujet, qu'il m'a
autorisé à publier; la voici :

« Henri Blanchard est né en décembre
« 1865 et il a été bien portant jusqu'à l'âge
« de 14 mois. Ses incisives ont percé à
« 10 mois sans aucun accident; il allait
« seul à un an ; à 13 mois il courait seul
« tout autour de la maison (*février* 1867); à
« 14 mois il devient triste et maussade, de

« gai qu'il était ; il dépérit ; il est pris de
« convulsions générales, de vomissements,
« de constipations ; il ne marche plus. Il
« parlait il y a quelques jours, il ne profère
« plus un mot. Il se paralyse des quatre
« membres. Pendant trois mois il ne parle
« pas, ne voit pas, n'entend pas, ne bouge
« pas ; son immobilité n'est troublée que
« par les mouvements de ses yeux qui lou-
« chent, et par des convulsions plus ou
« moins générales, par des contractions gri-
« maçantes des muscles de la face et par des
« contractures qui s'établissent de temps à
« autre à droite ou à gauche. Elles ne sont
« permanentes que dans les muscles des
« gouttières vertébrales, de sorte que le
« rachis est courbé en arc de cercle et que
« la tête se rapproche des talons. Cepen-
« dant les gencives se gonflent ; les 4 pre-
« mières molaires et les 4 canines sortent

« peu à peu du maxillaire et percent à la fois.

« L'évolution se fait du 14ᵉ au 17ᵉ mois.

« *Mai* 1867. — Quand elle est terminée,
« une légère amélioration commence à se
« produire avec une extrême lenteur. Les
« vomissements, qui s'étaient montrés per-
« manents, se suppriment, la constipation
« disparaît, les convulsions ne s'observent
« plus; il reste encore la paralysie, mais
« elle décroît de jour en jour du côté gau-
« che; à droite, au contraire, elle demeure
« complète.

« Le rachis est moins courbé; néanmoins
« la tête est encore portée en arrière. Les
« médicaments, qu'on avait à grand'peine
« jusque-là administrés et fait garder, sont
« acceptés et conservés maintenant. L'en-
« fant ne prendra plus que de l'huile de
« morue et du lait.

« *Juillet* 1867. — La paralysie a aban-

« donné les membres supérieurs, mais les
« inférieurs ne peuvent supporter le poids
« du corps. Cependant les muscles des
« jambes et des cuisses se contractent sous
« l'influence de l'électricité.

« *Septembre.*—L'émaciation est beaucoup
« moindre. L'ouïe est revenue, mais la
« cécité persiste ; malheureusement les
« mouvements continuels de la tête m'em-
« pêchent de pouvoir examiner les yeux à
« l'ophthalmoscope.

« 1ᵉʳ *novembre.* —Aujourd'hui l'enfant se
« remue avec facilité ; cependant ses jambes
« ne peuvent encore le porter ; il les croise
« constamment, et sa tête est lourde. Il est
« très-certain qu'il entend ; quelques mots
« mal articulés sortent de sa bouche ; il
« comprend ; mais voit-il ? Clairement,
« non ; néanmoins la rétine est influencée
« par la lumière. Quand en effet on le fait

« passer de l'ombre au soleil, il ferme
« immédiatement les paupières. Les pupil-
« les se contractent bien. »

On peut voir deux choses remarquables
dans cette observation. La première, c'est
que la dentition, quoi qu'on ait pu dire,
cause des accidents graves ; la seconde,
c'est que ces accidents sont le résultat de la
confusion de deux groupes.

En effet, le jeune Henri Blanchard a été
très-bien portant jusqu'à 14 mois ; de
7 mois à 13 mois, les incisives apparaissent
en suivant l'ordre naturel et sans accident.

Mais, à 14 mois, deux groupes font en
même temps leur évolution ; les molaires
et les canines veulent percer les gencives :
alors se manifestent ces accidents dont
mon savant ami vient de nous donner le
tableau.

Chose bien plus remarquable encore, c'est

que, toute médication étant impossible, les accidents ne commencent à disparaître qu'après la sortie de ces huit dents, c'est-à-dire environ à 17 mois. On ne saurait donc méconnaître dans ce cas l'influence de la dentition, à moins de n'admettre une coïncidence extraordinaire ; car la maladie n'apparaît qu'avec le travail de la dentition et ne commence à céder, sans médication , qu'après la complète évolution des dents en travail.

Après la description de ces accidents qui sont incontestablement les plus graves , j'aborde la question des causes.

Parmi les causes des dentitions laborieuses , les unes sont inhérentes à l'enfant, les autres dépendent du milieu qui l'entoure.

Dans les premières je placerai l'âge , le sexe , la constitution et surtout l'irrégularité avec laquelle se fera la sortie des différents groupes de dents.

1° L'AGE.

On a dit qu'une dentition précoce aussi bien qu'une dentition tardive prédisposait les enfants aux différents accidents que je viens de nommer.

En effet, il doit y avoir entre toutes les parties du tube digestif des rapports intimes et un équilibre constant. Il y a trois parties distinctes dans l'appareil digestif : la bouche, l'estomac et l'intestin. Le développement de cette espèce de trinité digestive, qu'on me pardonne cette expression, doit se faire simultanément. Or, une dentition précoce pas plus qu'une dentition tardive ne sont en rapport avec les autres parties du tube digestif ; il n'est donc pas

2

étonnant que la santé de l'enfant en soit troublée.

2º LE SEXE.

Alph. Leroy et Gertaner ont prétendu que les petites filles étaient moins sujettes aux dentitions laborieuses que les petits garçons; mais jusqu'alors on n'a aucun renseignement précis, et, malgré l'autorité de ces deux praticiens, on est encore dans le doute. Ce qu'il y a de certain, c'est qu'il résulte des statistiques faites par Trousseau que la dentition est plus précoce chez les filles que chez les garçons.

3º CONSTITUTION.

Toute chose égale d'ailleurs, l'enfant faible, débile, scrofuleux, sera bien plus fortement atteint par les accidents d'une

dentition laborieuse que l'enfant fort et
bien conformé. Cependant les renseigne-
ments font encore défaut sur ce sujet ; car
plusieurs auteurs, au nombre desquels il
faut citer Fr. Hoffman, ont prétendu que
les enfants forts et pléthoriques étaient
plus sujets que les autres à des accidents
graves.

4º L'IRRÉGULARITÉ DES GROUPES.

Les études sérieuses entreprises sur la
dentition par Nathalis Guillot et Trousseau,
tous deux de bien regrettable mémoire,
ont établi d'une manière indéniable que
les dents sortaient par groupe. Quand les
dents d'un même groupe sont seules en
travail, la santé de l'enfant n'en est que
faiblement atteinte ; mais si les incisives
poussent en même temps que les molaires,
ou les molaires en même temps que les

canines, il en résultera des accidents
d'autant plus graves qu'on se rapprochera
de la sortie du quatrième groupe. L'observation que je viens de publier témoigne de
la vérité de ce fait, très-facile à comprendre
du reste. En effet, le nombre des dents en
travail doit être proportionné à la force de
l'enfant ; or, si huit dents veulent sortir
quand il n'en faudrait voir pousser que
quatre, la résistance de l'enfant est la
même, et le travail deux fois plus considérable. Une alimentation convenable
pourrait, ce me semble, prévenir cette irrégularité.

Ici se termine la description des causes
qui sont inhérentes à l'enfant ; celles qui
dépendent du milieu qui l'entoure ont une
bien plus grande efficacité et dépendent
toutes de mauvaises conditions hygiéniques.
Avant de les énumérer, je crois utile de

décrire les différents genres d'alimentation qui conviennent au premier âge.

Il y a trois modes d'alimentation pour les enfants : l'allaitement naturel, l'allaitement mixte et l'allaitement artificiel.

Allaitement naturel.

L'allaitement naturel se subdivise en allaitement par la mère, et allaitement par les nourrices.

1° ALLAITEMENT PAR LA MÈRE.

De ces deux modes le premier est le seul préférable et celui qui répond le mieux au but de la nature ; c'est à lui seul incontestablement qu'on devrait donner, suivant moi, le nom d'allaitement naturel. En effet, il y a entre la mère et l'enfant des rapports intimes, qui ne peuvent cesser

immédiatement après la naissance sans
troubler d'une manière plus ou moins
grande la santé du nouveau-né.

Après l'accouchement, le milieu physique
change ; mais le milieu nutritif et surtout
le milieu moral reste le même.

Toute femme qui devient mère peut
et doit nourrir son enfant, à moins que
des vices organiques et constitutionnels,
constatés par le médecin, ne viennent y
mettre obstacle. Je ne voudrais pas amoin-
drir le rôle de la parturition ; je sais tous
les dangers qu'elle fait courir ; cependant
je me permettrai de dire que la mère y est à
peu près passive en tant que sacrifice, tandis que, dans la lactation, la mère bien
portante et riche veut ou ne veut pas allaiter son enfant. Il y a donc de sa part
réflexion, et par conséquent activité : dans
le premier cas, elle subit ; dans le second,
elle choisit.

Qu'elle ne soit donc pas mère à demi ; qu'elle ne recule pas devant les sacrifices ; la douleur, l'insomnie, la fatigue, l'attendent ; mais elle sera soutenue dans l'accomplissement de cette tâche par le sentiment du devoir, qui vient puissamment en aide aux défaillances de l'instinct. Qu'elle laisse pour quelques mois ces bals, ces soirées qui l'usent bien plus que les soins qu'elle prodiguera à son enfant : elle en sera largement récompensée. En un mot, qu'elle soit mère, c'est-à-dire être de dévouement.

2° ALLAITEMENT PAR LES NOURRICES.

Après l'allaitement par la mère, vient l'allaitement par les nourrices. J'avoue que j'aborde cette question difficile avec une certaine appréhension ; j'ai à combattre des idées acceptées de tout le monde ; je vais blesser plus d'un intérêt; mais je crois devoir parler, je parle. Dans les sociétés où l'animalité décroît, et où la morale raisonnée se substitue à la fatalité des idées instinctives, l'allaitement est encore considéré comme une nécessité, un devoir, une prérogative même. Cette fonction devient une branche de commerce, là où l'animalité est tombée si bas que la femme ne peut achever sa maternité et fait appel à une nourrice mercenaire [1].

Autrefois, c'était pour la mère une grande privation d'être obligée de se séparer de son enfant, et il fallait des motifs sérieux pour la décider à le faire. Aujourd'hui c'est un peu la mode; tout le monde veut avoir sa nourrice.

Certes, je sais qu'il y a des positions où

---

1. Jaccoud, *Dictionnaire de médecine et de chirurgie.*

une mère est dans l'impossibilité de remplir ce beau rôle ; aussi n'est-ce point à
elle que s'adressent ces conseils. J'écris
pour ces mères qui sacrifient aux jouissan-
ces mondaines l'avenir de leur enfant.
Savez-vous, mesdames, qu'il y a de l'im-
moralité dans cette pratique? Non, vous
l'ignorez; et cependant le fait est vrai. Que
de jeunes filles seraient plus sages si, après
leur faute, elles n'avaient pas la ressource
d'aller nourrir vos enfants ! Je dirai plus :
elles n'en font que trop souvent une spéculation. Et vous, sans hésiter, de gaieté de
cœur, vous donnez à vos enfants un lait
souvent corrompu par les débauches ! Que
de regrets, que de larmes vous vous évite-
riez si vous compreniez votre belle mission,
et si surtout vous vous décidiez à la remplir ! Mais, hélas ! les exigences de la société sont là, et, esclaves soumises, vous

riez de ces conseils; ils sont cependant
vrais, et ne me sont dictés que par l'attachement que je porte à l'enfant, si digne
d'intérêt, surtout quand il souffre.

Si je n'écoutais que la fertilité de ce sujet
que j'abandonne pour le reprendre pro-
chainement, je m'étendrais davantage sur
les inconvénients de la nourrice, et je pourrais parler de son influence sur le moral
de l'enfant qu'on lui confie. Pour le moment, je me contente de laisser cette grave
question à la méditation des familles; et
puisque la nourrice est un mal nécessaire,
quelques mots sur les qualités qu'elle doit
avoir me paraissent indispensables.

Il y a deux sortes de nourrices : les filles
et les femmes.

Les femmes se rapprochent plus de la
véritable mère; elles sont déjà habituées à
soigner les enfants, et on peut juger de la

qualité de leur lait par l'examen de l'enfant qu'elles veulent sevrer ; tandis que la fille, on la prend soit en sortant de l'hospice de la Maternité, soit en voyant son enfant très-peu de temps après sa naissance. Or, il est bon de savoir que les accidents qui indiquent une maladie constitutionnelle inhérente à la mère ne se développent chez l'enfant qu'à l'âge de six semaines, deux mois et même plus tard. Par conséquent, vous n'avez souvent aucun moyen de connaître la valeur du lait qu'elles viennent vous offrir. Dans les campagnes, aidé des conseils du médecin, on peut quelquefois connaître la vérité ; mais, dans les villes, la difficulté est bien plus grande : aussi est-ce dans les grands centres de population qu'on a si souvent à déplorer la confiance qu'on accorde à ces filles malheureuses.

Le choix d'une nourrice est chose difficile et délicate ; il n'existe pas de branche
de l'industrie humaine où la tromperie
soit plus fréquente. Les nourrices trom-
pent sur leur âge, sur l'âge de leur lait ; il
faut donc une grande perspicacité pour
n'être pas induit en erreur. Malgré tout,
il y a certaines qualités extérieures qui par-
lent en faveur de celles qui les possèdent.

Et d'abord la femme de vingt-huit ou
trente ans est préférable à celle de vingt
ou vingt-deux, en ce sens qu'elle est généralement meilleure laitière, et que ses mamelles sont plus faciles à téter. Elle doit
avoir une physionomie agréable, un état de
santé irréprochable ; elle doit être exempte
de maladie constitutionnelle et contagieuse.
La chlorose, l'anémie, la fétidité de l'haleine,
doivent être prises en grande considération
pour statuer sur la valeur d'une nourrice.

Les pertes mensuelles ne sont pas abso-
lument une cause d'exclusion ; il vaudrait
mieux cependant qu'elles n'existassent
point.

Quant à la grossesse, on comprend
qu'elle soit une cause absolue de refus. Les
dents n'ont point toute l'importance qu'on
leur attribue généralement, et on ne doit
point y faire grande attention, à moins que
leur mauvais état n'indiquât l'existence
d'une diathèse morbide ou une affection des
voies digestives.

Restent à connaître la quantité et la
qualité du lait. La quantité est facile à connaître : c'est encore à Nathalis Guillot que
nous devons ce moyen de contrôle. Il suffit
de peser l'enfant avant de le présenter au
sein, alors qu'il a été enveloppé de ses
langes ; puis, quand il a teté, on le pèse de
nouveau sans rien changer à ses vêtements.

L'excédant du poids donne la mesure exacte du lait qu'il vient d'avaler. Il doit en prendre de 60 à 80 grammes chaque fois qu'on le présente au sein, dans les premiers temps de son allaitement. Plus tard, vers quatre ou cinq mois, il en prendra 250 grammes et en absorbera par jour jusqu'à 1,500 grammes.

S'il est fort et vigoureux à ces deux époques de la vie et qu'il n'en prenne pas ces deux quantités, c'est que la nourrice est mauvaise.

La qualité du lait est généralement en rapport avec la quantité. Il y a un moyen assez simple de juger à peu près de la qualité d'un lait : il suffit d'en prendre dans une cuiller, de le faire bouillir ; s'il est bon, quand toute la partie séreuse sera évaporée par l'ébullition, il restera dans la cuiller une couche de beurre ; s'il est de mauvaise qualité, il ne restera rien. Du reste, il est bon de savoir que le lait d'une même femme, parfaitement bon pour un enfant, peut être de très-mauvaise qualité pour un autre [1]. Il y a même des enfants (le fait, il est vrai, est très-exceptionnel) qui ne supportent aucune espèce de lait : lait de femme, de vache, de chèvre ou d'ânesse.

Telles sont, à peu près, les conditions favorables et défavorables qui peuvent guider dans le choix d'une nourrice.

Maintenant doit-on conseiller l'allaitement à la campagne ou l'allaitement sur lieu ? Tout d'abord on est tenté de préférer l'allaitement à la campagne ; mais, pour cela, il faudrait être sûr de la nourrice ; or, les femmes qui se livrent à cette *spéculation*

---

1. Trousseau, *Clinique de l'Hôtel-Dieu.*

n'en retirent quelque avantage qu'à la con-
dition qu'elles continuent leurs travaux.
Alors, mal surveillées, elles s'échauffent, se
nourrissent mal et confient à la vieille mère
la garde de l'enfant. Celle-ci, pour apaiser les cris du malheureux petit être qui
meurt de faim, le gorge d'aliments grossiers
et nullement en rapport avec l'état de ses
organes digestifs. Un grand nombre de ces
pauvres enfants sont prédestinés par cela
même à un développement imparfait, au
rachitisme, quand ils ne succombent pas
au défaut de soins et à l'insuffisance ou à
la mauvaise qualité de l'alimentation. Ces
motifs, malgré l'avantage que l'enfant
pourrait retirer d'un air pur, nous engagent
donc à préférer l'allaitement sur lieu. Une
fois admises dans la maison, les nourrices
sur lieu demandent une surveillance très-
grande.

La gourmandise est un des défauts inhé-
rents à ce genre de profession. Ces femmes
mangent avec toute la gloutonnerie des
gens pauvres mis en présence d'une alimentation copieuse et variée comme celle que
l'on trouve dans les villes ; elles y sont
engagées, du reste, par l'excès des soins
dont on les entoure.

Beaucoup de mères s'imaginent être utiles
à leur enfant en donnant à leur nourrice
une alimentation choisie ; elles se trom-
pent beaucoup. Ce changement de nourriture cause aux nourrices des indigestions
fréquentes, qui finissent par amener une
diminution dans la quantité de leur lait, et
même la cessation complète de la sécrétion
mammaire. Il ne faut donc rien changer à
la nourriture de la nourrice, ne pas lui
donner tel aliment plutôt que tel autre. Il
faut respecter les coutumes de chaque

pays, et ne pas s'opposer à certains genres
d'alimentation dont elles apportent le goût
et l'habitude. C'est déjà pour la nourrice
une cause suffisante de maladie que le
changement de lieu, sans y ajouter encore
ce nouveau genre d'alimentation nullement
en rapport avec les habitudes de ses fonctions digestives.

Allaitement mixte.

L'allaitement mixte est un mode d'alimentation admis depuis les temps les plus
reculés ; tant de circonstances plaident en
sa faveur qu'il ne supporte aucune discus-
sion. Il consiste à donner à l'enfant, indé-
pendamment du lait de la mère ou de la
nourrice, le lait de vache, de chèvre,
d'ânesse ou de jument. L'allaitement mixte
est aujourd'hui un fait admis, et il ne faut

plus discuter que sur l'opportunité de cette
pratique, suivant le milieu de l'enfant, son
âge, et suivant une foule d'autres circonstances que je ne pourrais indiquer ici.

1º MILIEU DE L'ENFANT.

Dans les campagnes, on pratique l'allaitement mixte dans les huit premiers jours
qui suivent le naissance. Les travaux des
femmes de la campagne les entraînent hors
de leur demeure, et, pendant leur longue
absence, on doit chercher à apaiser la faim
de l'enfant. Le principe est bon ; mais, en
général, les moyens employés sont mauvais.

Il existe dans les campagnes un préjugé
qu'on a bien de la peine à faire disparaître :
on croit que deux laits se contrarient ; c'est
l'expression dont on se sert.

Imbues de cette idée, les femmes de la
campagne préfèrent donner aux enfants de

ces soupes mal préparées et indigestes, plutôt que le lait des animaux. Cette pratique est mauvaise ; et, si ce n'était le milieu plus favorable au développement de l'homme comme des animaux, on aurait à déplorer bien plus d'accidents qu'on en compte encore aujourd'hui. Si, au contraire, elles savaient donner à leurs enfants du lait de vache de bonne qualité, ceux-ci en ressentiraient des avantages matériels immenses.

Dans les villes, l'allaitement mixte est une nécessité pour les classes ouvrières, où les enfants naissent presque toujours faibles, où le lait de la mère est appauvri par l'excès de travail et par une alimentation insuffisante. Aussi ce genre d'alimentation se remarque-t-il bien plus dans les grands centres de population que partout ailleurs.

De ce qui précède il résulte que l'allaitement mixte doit être permis aux classes laborieuses des villes et des campagnes ; mais, dans les classes riches, où le médecin peut souvent, sinon toujours, imposer sa volonté et faire observer les règles absolues de l'hygiène, il devra exiger qu'une mère allaite sérieusement son enfant ou qu'elle prenne une nourrice.

Le médecin est l'avocat naturel de l'enfant ; il doit lutter contre cette pratique pernicieuse d'un allaitement plus apparent que réel, qui sert mieux la tendresse ou la vanité d'une mère que les intérêts de l'enfant, victime innocente des exigences du monde et de la société.

2° AGE.

Beaucoup de personnes commencent l'allaitement mixte quelques jours après la

naissance. Cette habitude est mauvaise, si
le lait de la mère peut suffire au besoin de
l'enfant; mais, si cette nourriture est insuffisante, il faut y remédier en faisant entrer
dans l'alimentation le lait de vache, de
chèvre, qu'on fera prendre à l'enfant à
l'aide du biberon. On ne donnera jamais à
l'enfant, avant qu'il n'ait atteint l'âge de 4
ou 5 mois, des biscottes, du tapioca, de la
semoule, de la fécule de pomme de terre, de
l'arrow-root, de la crème de riz, du raca-
hout et autres pâtes, mises en bouillie à
l'aide du lait. A cet âge seulement, on
pourra commencer à donner cinq ou six
cuillerées de cette bouillie le matin et
autant le soir; on augmentera progressive-
ment avec l'âge, pour arriver aux panades,
aux jaunes d'œufs, aux bouillons de poulet
ou de bœuf, etc., etc.; mais on aura toujours le soin d'observer la santé de l'enfant

et de voir l'effet produit par chaque nouvel
aliment qu'on lui donnera.

Allaitement artificiel.

Inutile de dire que ce mode d'alimentation est le plus mauvais de tous ; le nom
d'artificiel qu'on lui donne indique suffisamment sa valeur.

Beaucoup d'auteurs, au nombre desquels
il faut citer Trousseau, Bouchut et Donné,
le proscrivent d'une manière absolue. Vil-
lermé et Gendron, Gaillard, Billard, Valleix,
Paul Lorain, etc., ne le proscrivent pas, et
pensent qu'on doit l'envisager par rapport
aux villes et par rapport aux campagnes.

A Paris, en effet, l'allaitement artificiel
ne réussit point, car, d'après Trousseau,
sur quatre enfants allaités artificiellement,
il en meurt au moins un, et les trois autres

risquent très-fort d'être rachitiques : cela
tient très-probablement à l'insuffisance de
l'air et à la mauvaise qualité du lait dont
on peut disposer.

Dans les campagnes, au contraire, l'excel-
lente qualité du milieu ambiant, la pureté
du lait pris à la source même, sont autant
d'avantages qui rendent bien moins funeste
ce mode d'alimentation.

L'allaitement artificiel comprend :

1° L'allaitement par les animaux;

2° L'allaitement par les biberons;

3° L'allaitement par le petit pot.

1° ALLAITEMENT PAR LES ANIMAUX.

Ce genre d'alimentation n'est plus guère
en usage aujourd'hui. Il offre des difficultés
tellement grandes, qu'on ne saurait le
recommander. Cependant on voit encore
des enfants nourris à l'aide d'une chèvre ou

d'une ânesse qu'ils tettent ; l'animal se prête, du reste, à ce genre d'allaitement. On donne la préférence à la chèvre blanche, qui est censée avoir moins d'odeur.

2o PAR LE BIBERON.

Les biberons sont de différentes sortes ; l'industrie contemporaine a multiplié les types de ces instruments et en a perfectionné le mécanisme. Du biberon Darbot au biberon Charrière il y a eu de nombreux progrès de réalisés.

Je ne décrirai pas tous les types qui se trouvent aujourd'hui dans le commerce ; je dirai seulement que le plus simple est le meilleur, et que les résultats dépendent bien moins du genre de l'instrument que de la qualité du lait qu'il est destiné à contenir. Il existe un biberon très-simple, qui consiste dans un linge à mailles larges, très-souple, roulé en

cylindre, et qui trempe dans un vase con-
tenant le lait; l'extrémité libre est placée
dans la bouche de l'enfant qui aspire le
liquide. Ce biberon imite le sein, donne à la
bouche de l'enfant un moyen de préhen-
sion, se rapproche davantage de l'état
naturel, et remplit par cela même des conditions favorables.

Je disais tout à l'heure que les résultats
qu'on voulait obtenir dépendaient bien
plus de la manière dont le liquide était
préparé que de l'appareil qui servait à
l'ingérer. En effet, il ne suffit pas de donner
du lait, il faut que ce liquide se rapproche
le plus possible de l'état naturel. Or, on a
la mauvaise habitude de soumettre à l'ébullition le lait qu'on destine à l'enfant : je le
répète, cette pratique est vicieuse.

Dans le lait cru il existe, à l'état latent,
une sorte de vie, une sorte de ferment vital,

qu'on détruit par l'ébullition, et qui ne peut
plus alors fournir à l'enfant tous les avantages matériels qu'on était en droit d'en
attendre. Il ne faut donc jamais faire bouillir
le lait ; il faut seulement en élever la température jusqu'à 15 ou 20 degrés à l'aide de
l'eau d'orge ou de gruau préalablement
chauffée. Dans ma pratique médicale, j'ai
toujours eu à me louer de ce moyen, et je
ne saurais trop le recommander. On m'ob-
jectera que, dans les grandes chaleurs de
l'été, il serait difficile de conserver le lait
toute une journée sans le faire bouillir ;
mais je répondrai qu'il est un moyen très-
simple d'empêcher l'acidité de se produire ;
que, loin de nuire à l'enfant, ce moyen lui
sera très-souvent utile : il consiste à mettre
dans chaque litre de lait 50 centigrammes
ou 1 gramme de bicarbonate de soude.

J'ai pu, par ce moyen, conserver du lait

pendant 24 heures sans qu'il ait subi la moindre altération.

3° ALIMENTATION AU PETIT POT.

Ce mode d'alimentation est tellement mauvais, qu'il ne compte plus aujourd'hui de partisans. Le manque d'insalivation, l'ingurgitation irrégulière, trop lente ou trop rapide, l'absence de tout effort naturel chez l'enfant, rend son usage moins acceptable qu'aucun des autres genres d'alimentation que je viens de décrire.

Après cette excursion, peut-être trop longue, mais à coup sûr très-utile, que j'ai cru devoir faire dans le domaine de l'hygiène de la première enfance, il ne me reste plus qu'à décrire les différents moyens employés pour combattre les maladies qui sont sous la dépendance du travail de la dentition.

THÉRAPEUTIQUE.

La thérapeutique de la dentition se divise en deux parties distinctes : la première comprend la médication préventive; la seconde, la médication curative.

1º MÉDICATION PRÉVENTIVE.

J'ai déjà dit que l'hygiène de la première enfance devait occuper la plus grande place dans la thérapeutique de la dentition. En effet, c'est presque toujours à la suite d'une mauvaise alimentation ou d'un écart de régime qu'on voit se manifester les accidents terribles qui compromettent si souvent la vie des enfants.

C'est ainsi que Trousseau n'hésite pas à considérer l'indigestion comme la cause la plus fréquente des accidents convulsifs qu'on observe pendant le cours de la dentition. Régler et choisir l'alimentation des enfants, les soustraire aux changements brusques de température; éviter les influences qui peuvent altérer la quantité, la qualité du lait de la nourrice : tels sont les points principaux sur lesquels je veux appeler l'attention.

J'ai suffisamment fait connaître mon opinion, dans le cours de ce travail, sur le mode d'alimentation qui convenait au premier âge, pour que j'aie besoin d'y revenir ici.

Mais ce que je n'ai pas dit, c'est la manière dont il fallait que cette alimentation fût donnée; or, présenter le sein à l'enfant à chaque heure du jour et de la nuit, sous le prétexte d'apaiser ses cris, c'est tomber dans une exagération préjudiciable à la nourrice et au nourrisson; d'un

autre côté, comme le dit Dugès, il est difficile de fixer le nombre des repas de l'enfant
à la mamelle : ils doivent nécessairement
varier selon la force de l'enfant et celle de
la mère, l'abondance et la qualité du lait.
Cependant on peut donner comme terme
approximatif l'espace de deux heures entre
chacun des repas pour les premiers temps,
de trois heures à une époque plus éloignée,
et l'on doit les écarter plus la nuit que le
jour.

Que la nourrice n'oublie pas que l'enfant
prendra, suivant la fermeté qu'elle mani-
festera, de bonnes ou de mauvaises habitudes. Qu'elle sache distinguer les cris
poussés par le besoin de ceux que lui ferait
naître toute autre cause. Agite-t-il vivement
les membres supérieurs, tourne-t-il la
tête à droite et à gauche en ouvrant la
bouche comme pour chercher le sein, sai-

sit-il avidement le bout du doigt et le suce-
t-il, il a faim. En dehors de ces signes, les
autres cris sont des cris de douleur ou de
colère. Les repas de l'enfant doivent donc
être réglés de manière à ce que la mère
puisse prendre au moins cinq à six heures
de bon sommeil : ce repos est nécessaire, est
indispensable même, et, s'il le faut, on donnera le biberon à l'enfant pour apaiser sa
soif.

Quant à la quantité de lait qu'il doit
prendre chaque fois, il n'y a rien de bien
précis à dire ; je ne pourrais que répéter
ce que j'ai dit du nombre des repas et de l'in-
tervalle qu'on doit mettre entre eux : tout
cela dépend évidemment de la force de
l'enfant, de la qualité du lait, etc.

    « Certaines nourrices, dit encore Dugès,
« ne présentent qu'un sein et réservent
« l'autre pour le repas suivant ; il est rare

« que l'enfant y trouve une nourriture
« suffisante, à moins qu'on ne multiplie
« beaucoup les moments de cette alimen-
« tation. Les mamelles ne se prêtent guère,
« du reste, à cette alternative : le lait les
« remplit ordinairement en même temps,
« et il vaut mieux que l'enfant les vide
« toutes deux à la même heure, et prenne
« de lui-même la quantité qui lui con-
« vient; s'il dépasse un peu la mesure,
« l'estomac se débarrasse aisément de ce
« surplus par une régurgitation qu'il ne
« faut pas confondre avec des vomisse-
« ments réels et morbides. Ces régurgita-
« tions n'ont rien d'inquiétant, non plus
« que le hoquet qui accompagne souvent
« la digestion des nouveau-nés. ».

Quand on aura commencé l'allaitement
mixte, c'est-à-dire quand l'enfant aura
atteint l'âge de cinq ou six mois, il est un

aliment dont je ne saurais trop recommander l'usage, surtout pour les enfants des
villes : je veux parler de la semoule de
Mouriès. Cet aliment contient du phosphate de chaux, sel qui entre pour une grande
proportion dans la composition des dents,
et qui fait partie des sels que les analyses
du lait ont fournis. Il est à remarquer que
ce sel diminue avec l'âge du lait de la
mère, ainsi qu'on peut s'en convaincre en
consultant le tableau qui résume les observations de MM. Vernois et Becquerelle, et
qu'on trouvera à la page 401 du Traité de
chimie pathologique de MM. Becquerelle
et Rodier. C'est donc précisément au
moment de la sortie des dents que ce sel
ferait défaut.

De plus, d'après ces chimistes, les émotions morales vives ont pour conséquence
une diminution notable dans le poids des

parties solides du lait; or, j'ai dit tout à l'heure que la semoule de Mouriès convenait surtout aux enfants des villes, parce que la susceptibilité nerveuse de leurs mères prédisposait bien plus celles-ci à recevoir les influences de ces émotions vives, presque inconnues des femmes de la campagne.

Je passe aux influences extérieures, et j'ai dit qu'il fallait, autant que possible, éviter les changements brusques de température; c'est surtout dans le but d'éviter la diarrhée, si meurtrière à cet âge de la vie, que j'engage les mères à garantir les enfants de ces variations atmosphériques.

La diarrhée s'observe à l'automne et au printemps, époques où il y a une si grande inégalité entre la chaleur du jour et la fraîcheur des nuits. A ces deux époques de l'année, on fera donc très-bien de couvrir d'une flanelle le ventre des enfants. Cette cause de diarrhée est tellement reconnue vraie, que, dans les pays chauds, où on observe de si grands changements entre le milieu du jour et celui de la nuit, on exige que tout militaire soit muni d'une ceinture de flanelle. Je ne m'étendrai pas longuement sur la dernière partie de la médication préventive; je dirai seulement qu'il faut que la nourrice évite de se laisser aller aux passions violentes : la colère, l'ivrognerie, la gourmandise, l'excès des rapports conjugaux, etc., etc. Il me serait difficile de traiter à fond cette question sans blesser la susceptibilité de plus d'une personne; j'aborde donc la médication curative.

2º MÉDICATION CURATIVE.

Avant de commencer cette dernière partie de mon travail, je crois devoir répéter que je n'ai pas l'intention de faire un traité complet des différentes affections qu'on rencontre dans le cours de la dentition, ni de donner de chacune d'elles un traitement dont je laisserais la direction à la sagacité inexpérimentée des mères. Dans le cours de ma pratique, j'ai trop souvent eu à constater les déplorables effets de ces livres de médecine mis à la portée de tout le monde, qui, sous le prétexte de services rendus, n'exploitent que la crédulité et l'ignorance des masses, pour vouloir marcher sur leurs traces. Passant très-rapidement sur les traitements qui, pour être administrés, demandent le savoir et la sagesse du médecin, je ne parlerai que des moyens locaux dont l'usage, inoffensif au point de vue de la santé générale de l'enfant, lui sera très-utile cependant comme hygiène.

La médication curative comprend :

1° Le traitement des divers symptômes

3

2° Les divers médicaments auxquels, à tort ou à raison, on attribuait une sorte de vertu spécifique;

3° Enfin, les différents moyens locaux propres à favoriser ou à déterminer l'éruption des dents.

Les traitements des symptômes sont tous du domaine de la médecine et demandent, pour être administrés, tout le talent des hommes de l'art. Ainsi on modère la fièvre avec des boissons adoucissantes ou acidulées, de légers diurétiques; on tâche, par des moyens dérivatifs, de diminuer la congestion vers la tête; on emploie les antispasmodiques contre les états convulsifs; on ne laisse jamais une diarrhée s'établir sans diriger contre elle les moyens que la science met à notre disposition, etc., etc.

Les moyens spécifiques tendent à disparaître de la thérapeutique. Leur nombre est

tellement considérable, qu'il faudrait con-
sacrer à leur énumération un temps très-
long et qui n'aurait d'autre mérite que
celui de faire ressortir l'érudition de celui qui
entreprendrait de les décrire. Tout le monde
connaît le fameux spécifique de Sydenham
contre la fièvre de la dentition. Il consistait
dans l'administration de la corne de cerf à
l'état de teinture. Depuis on a essayé ce produit contre tous les accidents de la dentition.
Sydenham affirme en avoir constamment re-
tiré des avantages, et dit que tous les insuc-
cès qu'il avait éprouvés dans le traitement des
maladies de la dentition cessèrent le jour
où il imagina de faire usage de ce remède.
Ces succès ne seraient-ils pas dus à la présence du phosphate de chaux ?

Je ne m'étendrai pas davantage sur ces
moyens dits spécifiques, et je passe au traitement local.

Jos. Frank propose la formule suivante :

♃ jaune d'œuf   n° 1.

Sirop de safran, } āā 8 gram.
Sirop de pavots blancs, }

pour onction sur les gencives.

Fr. Hoffman a également employé ces substances, auxquelles il ajoute la figue grasse coupée en deux, la moelle de veau et même la cervelle de lièvre, qu'il regarde comme spécifique.

On voit que le safran était depuis longtemps employé dans le traitement dirigé contre les affections des dentitions laborieuses, lorsque apparut le sirop du docteur Delabarre. Ce sirop, d'après la formule qu'en donne le nouveau codex, ne serait qu'un mellite de safran, et n'agirait que comme un émollient.

Les idées que j'ai émises dans le courant de ce travail m'ont engagé à composer un sirop à base alcaline dont les avantages sur les autres préparations de ce genre me paraissent incontestables. L'acidité de la salive, je l'ai dit, joue pour moi un si grand rôle dans les différentes affections causées par une dentition laborieuse, qu'il devenait tout naturel de chercher à la combattre. C'est ce que je crois avoir réalisé en faisant préparer ce nouveau médicament.

Son action ne sera pas seulement bornée aux accidents locaux qu'on remarque dans la bouche des enfants, elle pourra s'étendre plus loin encore. En effet, rien ne prouve que la salive, devenue acide, ne puisse agir sur les différentes parties du tube digestif, et amener les vomissements ou la diarrhée. Cette idée n'est pas neuve, du reste; elle a été émise par Boehr, qui prétend que la diarrhée est entretenue par la déglutition de la

3*

salive, qui, comme on le sait, est sécrétée
en plus grande abondance pendant le travail de la dentition. C'est la théorie qui m'a
conduit à proposer cette médication, et
j'espère que la pratique ne me démentira
jamais.

Malgré tous les avantages qu'on peut
retirer de ces médicaments, il faut avouer
qu'ils sont parfois impuissants, et c'est alors
qu'on est obligé de recourir à des moyens
chirurgicaux : je veux parler de l'incision
ou de l'excision des gencives.

Blâmée par quelques médecins, pré-
conisée par beaucoup d'autres, il est certain que cette petite opération pratiquée
avec soin a rendu de véritables services.
Pour le prouver, je vais citer plusieurs
observations qui prouveront et l'ancien-
neté et les avantages de cette pratique.

« Le 13 mars 1691, dit François Mauri-

« ceau, je fis ouverture des gencives d'un
« enfant âgé de deux ans, qui avoit depuis
« deux ou trois jours de fréquens mouve-
« mens convulsifs, avec une grosse fièvre,
« causez par la grande douleur que lui
« faisoient ses deux grosses dents supé-
« rieures, qui, ayant eu jour par la petite
« incision que je fis sur la gencive, sorti-
« rent facilement ; après quoy les accidens,
« qui n'étoient causez que par la trop
« grande distention douloureuse des gen-
« cives enflammées, cessèrent aussi tost,
« et l'enfant se porta bien ensuite, ainsi
« qu'il est arrivé à plusieurs autres
« enfants, à qui j'ai fait la même opération
« en pareille nécessité. »

Baumer, dans son Traité des convulsions
chez les enfants, préconise encore ce moyen ;
je cite textuellement : « Comme dans la den-
« tition les dents se font jour au travers

« des membranes sensibles, il faut voir
« si les convulsions qui précèdent leur
« sortie ne seraient pas causées, le mal
« étant opiniâtre, par un vice des genci-
« ves elles-mêmes. En ce cas, comme l'a
« très-bien dit M. de Wasserberg, l'enfant
« périrait de convulsions, si l'on manquait
« de faire une incision cruciale sur la
« gencive tuméfiée, parce qu'il n'existe
« point de remèdes qui puissent faire per-
« cer par la dent une peau coriace et dure.

« Tel était le sentiment du docteur Arms-
« trong.

« Hunter ne put guérir un enfant attaqué
« de contractions des muscles fléchisseurs
« aux doigts des mains et des pieds, si for-
« tes, que les doigts étaient constamment
« pliés, et si singulières, que les jointures
« paraissaient détraquées après l'usage inu-
« tile de tous les antispasmodiques connus,

« qu'en scarifiant les gencives jusqu'aux
« dents, ce qui dissipa les convulsions en
« moins de demi-heure. »

De Haen, Brunner, citent des faits semblables, que je ne rapporterai pas. Il en est un cependant que je ne puis passer sous silence et qui se trouve encore consigné dans l'ouvrage de Baumer.

Le Monnier, voulant voir quel travail s'opérait dans les alvéoles lors de la sortie des dents, fit une incision profonde sur les gencives d'un enfant laissé pour mort depuis quelques heures par suite de convulsions. Quelle ne fut pas sa surprise lorsqu'après cette incision l'enfant revint à la vie !

Je m'abstiens, dit Baumer, de présenter la conséquence d'un fait attesté par M. Robert, et si digne d'être connu.

La science renferme bien d'autres observations qui prouvent les avantages de cette petite opération ; je n'entreprendrai pas de les décrire. Mais, pour terminer, je dirai que M. le docteur de Morineau, de Poitiers, a eu l'occasion de pratiquer plusieurs fois l'incision des gencives, et qu'il a toujours eu à s'en louer. Suivant lui, cette opération n'échoue que quand elle est mal faite, c'est-à-dire quand on n'incisive pas assez profondément la gencive qui recouvre la dent.

Je termine ici ce travail qui m'a été dicté par l'attachement que je porte à l'enfant, et par suite à la société tout entière. La partie anatomique et la partie médicale, tirées des travaux les plus récents, sont à la hauteur des idées modernes. Quant à la partie hygiénique, je me suis permis de rappeler aux mères de famille que leur rôle ne se bornait pas seulement à la parturition ; qu'elles devaient, pour avoir droit au

respect et à la vénération des hommes;
achever leur maternité, c'est-à-dire nourrir
leurs enfants quand il n'y avait pas d'em-
pêchements sérieux. Alors j'ai parlé de la
nourrice, des conditions qu'elle devait
réunir pour remplir cette fonction impor-
tante, des avantages et des inconvénients
qu'elle présentait. J'ai parlé de l'allaitement
artificiel, et, à ce propos, j'ai cherché à
combattre certains préjugés qui privaient
l'enfant du peu d'avantage que ce mode
d'alimentation pouvait offrir. En un mot,
j'ai cherché à faire un travail pratique,
nullement scientifique, et qui pourra, je
l'espère, être consulté avec fruit quand il
s'agira d'opter, pour cet âge de la vie, entre
tel ou tel genre d'alimentation; car je suis
persuadé que les accidents causés par la
sortie des dents seraient moins graves et
moins fréquents si l'hygiène de la première

enfance était mieux connue et surtout mieux appliquée qu'elle ne l'est encore aujour-d'hui.

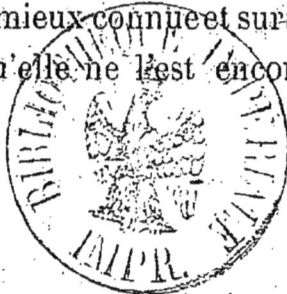

POITIERS. — TYPOGRAPHIE DE HENRI OUDIN.

POITIERS. — TYPOGRAPHIE OUDIN.

www.ingramcontent.com/pod-product-compliance
Lightning Source LLC
Chambersburg PA
CBHW071523200326
41519CB00019B/6047